AF295915

PUBLICATIONS DU *MOUVEMENT MÉDICAL*

LE CAS
DU DOCTEUR W. PENNOCK

OU

CONTRIBUTION A L'HISTOIRE DE LA

SCLÉROSE EN PLAQUES DISSÉMINÉES

PAR

BOURNEVILLE

Interne des Hôpitaux de Paris

Avec deux figures intercalées dans le texte

PARIS

ADRIEN DELAHAYE, LIBRAIRE-ÉDITEUR
PLACE DE L'ÉCOLE-DE-MÉDECINE

—

1868

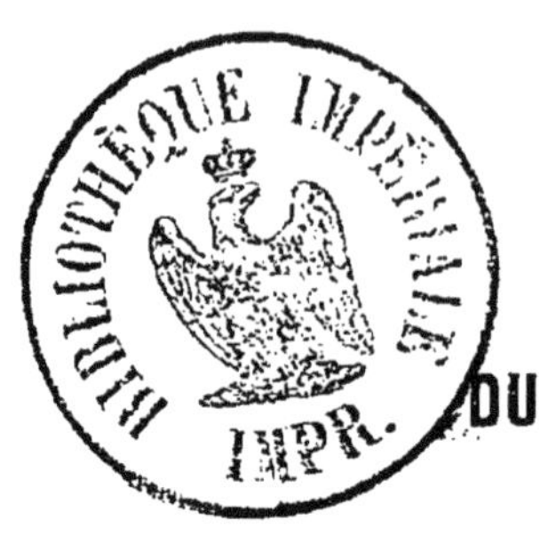

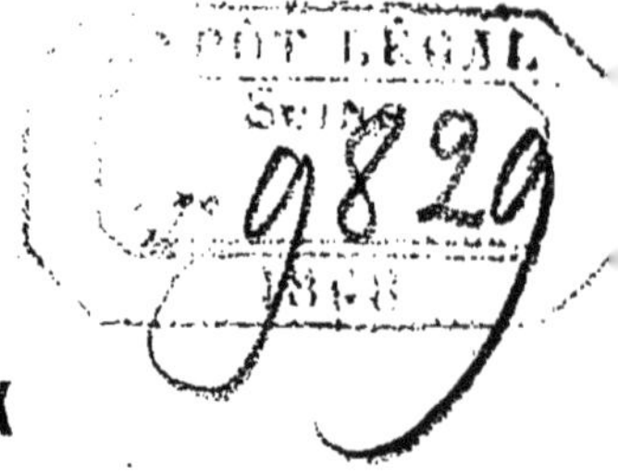

LE CAS
DU DOCTEUR W. PENNOCK

Dernièrement, nous avons essayé de vulgariser les notions enseignées depuis plusieurs années par MM. Charcot et Vulpian, sur une affection peu connue de la moelle et de l'encéphale, la *sclérose en plaques disséminées*. Les détails que nous avons donnés indiquaient que, déjà, les faits s'y rapportant étaient assez nombreux. Cependant, les aperçus nouveaux qui ressortent des travaux publiés par MM. Charcot et Vulpian, par M. Ordenstein enregistrant avec soin les faits recueillis à la Salpêtrière, et du modeste résumé que nous avons fait de toutes ces recherches, semblent avoir passé sans fixer l'attention. Aussi saisissons-nous avec empressement l'occasion qui nous est fournie par *The american journal of the medical sciences*, pour revenir sur ce sujet. Le recueil précité, si important par le nombre et la valeur des documents qu'il consigne, relate, sous le titre : CAS DE FEU LE DOCTEUR W. PENNOCK, le fait suivant, lu par M. J. C. MORRIS, au Collége des médecins de Philadelphie. Nous le traduisons presque textuellement.

Le docteur Pennock, pendant son existence, avait souvent exprimé le désir que son cas fût étudié avec soin et les résultats nécroscopiques rapportés pour servir à l'avancement de la science et au soulagement des malades qui seraient affectés semblablement à lui. Donc, selon son désir, et tout en reconnaissant, dit-il, son insuffisance pour exposer complétement différents traits remarquables, M. J. C. Morris présente le récit suivant :

Le docteur PENNOCK était un homme doué, au physique, d'une large ossature et d'un excellent système musculaire, au moral, d'un caractère enjoué et bienveillant, d'une intelligence prompte et facile, et, dans le sens le plus complet du mot, un philanthrope. Né d'une famille vigoureuse, saine, jouissant d'une longévité particulière, et élevé à la campagne, il fut d'abord destiné à l'agriculture et placé dans une ferme où il s'adonna au labeur ordinaire, au point de donner de grandes inquiétudes relativement à sa santé, dont on craignait la ruine.

Non content de cela, il ouvrit une école, pour la population de couleur, au bien-être de laquelle il s'intéressait profondément, et, dans les soirées, il l'instruisait lui-même après les fatigues du jour. M. Morris nous donne ces détails comme un indice du caractère de l'homme et comme une preuve de l'opiniâtreté avec laquelle il se lança dans tout ce qu'il entreprit. Trouvant la sphère ainsi ouverte devant lui insuffisante pour satisfaire son ambition d'être utile, il se mit à l'étude de la médecine, qu'il poursuivit avec un zèle extrême à l'Université de Pensylvanie, et après avoir été gradué en 1829, il visita Paris où il resta jusqu'en 1833. Alors, il revint à Philadelphie et se livra à la pratique. L'assiduité avec laquelle il remplissait ses devoirs au Dispensaire et à la Maison de secours (*Alms house*) sera rappelée avec plaisir par ses collègues ; ses attentions pour le malade pauvre étaient inépuisables et incessantes. Mais c'était à la poursuite du côté scientifique de sa profession qu'il s'adonna avec l'ardeur la plus grande, étudiant avec soin l'auscultation et la percussion, nouveaux moyens de diagnostic qui fixaient à ce moment l'attention du public médical. Pennock répéta les expériences et les vivisections du docteur Hope, et publia une édition des œuvres de ce médecin, accompagnée de notes nombreuses. C'est au milieu de ces travaux qu'il commença, en 1843, à se plaindre d'un sentiment de pesanteur et d'engourdissement dans les membres inférieurs, symptômes qui l'obligèrent à renoncer à ses devoirs actifs et à ses efforts pour adoucir le sort des pauvres abandonnés. Tout ce qui, rationnellement, promettait un adoucissement en thérapeutique, fut mis en usage jusqu'en 1849, alors qu'il se détermina enfin à s'éloigner de la vie active. Sur sa situation, à cette époque et consécutivement, le docteur Worthington (de West-Chester), qui le soigna, fournit les détails que nous relatons :

En 1849, le docteur C. W. Pennock vint résider à Hawellville (comté de Delaware), quittant la ville pour jouir des bienfaits d'une résidence à la campagne. À ce moment, son indisposition remontait déjà à six ans. Durant l'année 1843, il avait eu des *engourdissements* entre le genou et le pied. La sensation qu'il ressentait était comparable à celle d'une bande serrée autour de la jambe dans une étendue de trois ou quatre pouces. Il avait été fortement occupé, pendant l'été, par ses obligations professionnelles, au point d'influencer, à un degré inaccoutumé, ses facultés physiques et mentales. Il souffrit aussi, à cette date, durant la saison, d'une légère diarrhée. Les sensations d'*engourdissement* et de *pesanteur* dans le membre augmentèrent graduellement sous l'influence du traitement adopté, lequel consistait principalement en contre-irritants (moutarde et ventouses sèches). On eut encore recours à l'électricité. Aucun de ces moyens ne parut arrêter la maladie qui s'accrut progressivement et s'étendit à tout le membre. Il fut amené à se servir du traitement par l'*eau froide* qui, plus que tous les autres remèdes, sembla retarder la marche envahissante de la maladie. Celle-ci, néanmoins, continua son évolution, et, dans le cours de quelques années, gagna le membre inférieur droit, avec les mêmes symptômes qui avaient été observés dans le gauche. Simultanément à l'usage de l'hydrothérapie, le docteur Pennock prenait beaucoup d'exercice, surtout à pied, ce qui probablement était plus nuisible qu'avantageux.

En 1853, il fut pris de douleurs avec gonflement des extrémités inférieures, symptômes fébriles, en un mot, tous les caractères de la *phlegmatia alba dolens*. Elle dura environ trois semaines, et disparut sous l'influence du traitement habituel, le laissant d'ailleurs incapable de marcher. A partir de là, il fut entièrement confiné au lit ou obligé de rester assis. Pendant plusieurs années, les temps chauds paraissaient diminuer ses forces et augmenter la paralysie, si bien que, l'hiver, il ne recouvrait pas la perte occasionnée par la chaleur de l'été. Quand la maladie atteignit les extrémités supérieures, elle débuta par le bras gauche, c'est-à-dire par celui qui correspondait au côté primitivement frappé. Du bras gauche elle s'étendit graduellement au droit, jusqu'à ce que, en définitive, les deux bras devinrent tout à fait impuissants, à un degré tel que Pennock ne pouvait manger seul dans les dix dernières années de son existence. Bien qu'un peu diminuée, la sensibilité ne fut jamais abolie dans les membres paralysés.

Pendant tout le laps de temps qu'il le soigna, le docteur Worthington employa peu de traitements contre la paralysie. Les habitudes régulières, le soin de maintenir convenablement le canal alimentaire, une bonne ventilation de la chambre, et, lorsque le temps était convenable, la translation à l'air libre, des frictions sèches sur les membres, qui furent régulièrement faites, constituèrent les moyens principaux employés dans le traitement médical.

Cinq ans approximativement avant sa mort, le docteur Pennock eut une *rétention d'urine*, qui fut regardée comme une paralysie partielle et temporaire de la vessie. On eut recours au cathétérisme pendant quelques jours. Grâce à l'usage des diurétiques (infusion de *buchu* et d'*uva ursi*, esprits doux de nitre), cet accident se calma pour ne jamais revenir.

Un trait remarquable de ce cas, malgré une paralysie chronique et progressive, fut la conservation non interrompue de l'intelligence. L'esprit était actif, le docteur Pennock prenant toujours un vif intérêt à tout ce qui avait rapport à une profession qu'il aimait tant, montrant la sympathie la plus profonde pour les affligés, une amitié très-chaude pour ses nombreux amis, la sollicitude la plus ardente et la plus patriotique pour son pays durant les épreuves de la guerre de sécession. Cette heureuse disposition de l'intelligence persista jusqu'à la fin de la vie. Trois semaines à peu près avant sa mort, Pennock, pris de nouveaux symptômes, fut soigné par le docteur Jacob Price, auquel sont dus les derniers détails.

M. Price, mandé le 20 mars 1867 près le docteur Pennock, trouva celui-ci tourmenté par la grippe; la sécrétion rénale était insuffisante; il y avait une sensibilité anormale à gauche et au-dessous de l'ombilic; enfin une tendance à la diarrhée. Léger mouvement fébrile. Les phénomènes bronchiques se calmèrent un peu au bout de quelques jours; en revanche l'entérite s'accrut notablement. Il existait une tympanite marquée, symptôme que le malade présentait, il est vrai, ordinairement, mais considérablement exagéré pour l'instant. Les selles, primitivement, étaient un peu fécaloïdes, parfois muqueuses, transparentes, incolores; plus tard, elles devinrent brunes et aqueuses (quatre à six par jour). Les souffrances intestinales n'étaient pas intenses, à moins que l'abdomen ne fût comprimé. La sensibilité, dans la région déjà indiquée, était alors exquise. Tout d'abord, il s'inquiéta, pensant avoir une fièvre typhoïde. La sensibilité intestinale, la diarrhée, le tympanisme, la bronchite et des sudamina, qui commençaient à se montrer à la fin de la seconde semaine, le poussaient vers cette idée, bien que le siége de la douleur, l'absence de taches sur l'abdomen, l'aspect de la langue n'autorisassent pas cette opinion. Il était évident, d'ailleurs qu'il était travaillé par une maladie de consomption. Le pouls variait de 80 à 110. L'intelligence était intacte. L'estomac était faible et à peine capable de supporter la nourriture la plus simple.

On usa peu des purgatifs, pour lesquels Pennock avait de l'éloignement. On eut recours aux diurétiques alcalins, puis à la strychnine (1/8 de grain quatre fois par jour et continué pendant quelque temps), au sirop de lactucarium, avec extrait de quinquina, et enfin, la diarrhée augmentant, au bismuth. La strychnine parut modérer la tympanite et les troubles bronchiques, et le bismuth, sans conteste, diminua le flux diarrhéique. Il était difficile d'amener Pennock à user des stimulants, aussi ne les administra-t-on que dans une limite bien faible. Une semaine environ avant sa mort, l'urine n'offrait aucun dépôt soit par la chaleur, soit par l'acide azotique. La liqueur de Barreswill occasionnait un dépôt verdâtre, legèrement floconneux, mais aucun précipité brun. L'examen microscopique faisait voir des cristaux de triphosphate et quelques granules adhérents, probablement d'urate d'amoniaque, et quelques dépôts amorphes de même nature. Mort le 16 avril 1867; jusqu'à la fin, intelligence parfaite.

Autopsie *le 18 avril 1867*. — Corps bien constitué, très-légèrement émacié. Œdème du membre inférieur gauche et des deux pieds. La peau tirait sur le noir depuis la nuque jusqu'au sacrum. Incurvation spinale latérale gauche, à convexité antérieure depuis la septième vertèbre cervicale jusqu'à la deuxième ou troisième dorsale.

Examen de l'axe cérébro-spinal. — Congestion marquée de l'occipital ; — même chose de la portion lambdoïdale et postérieure des sutures sagittales. Tache ecchymotique sur le pariétal droit, entre les sutures sagittale et coronaire. Issue d'une grande quantité de sérosité, au moins six onces, rendue rougeâtre par le mélange du sang. Légère injection de l'arachnoïde pariétale et de la pie-mère. — Le cervelet était mou, légèrement congestionné ; l'arbre de vie distinct. — Le cerveau était plus mou et plus hypérémié que de coutume. Le corps calleux, la voûte à trois piliers, la croix du cerveau légèrement mous ; celle-ci se déchira par l'ablation du cerveau. Bulbes olfactifs très-ramollis. Un peu de liquide dans les ventricules latéraux ; pas de troisième ventricule. Les plexus choroïdes, congestionnés, présentaient de nombreux kystes gorgés de sérum. La surface des ventricules latéraux paraissait aussi ramollie, par imbibition de la sérosité. La cavité rachidienne était diminuée et on notait de la mobilité entre les 3e, 4e, 5e et 6e vertèbres cervicales. La moelle épinière était environnée d'une quantité considérable de sérosité claire et les vaisseaux de la surface étaient congestionnés. La moelle fût mise de côté, avec des portions de l'encéphale, pour l'examen microscopique.

Abdomen. — L'abdomen ouvert, on voit l's iliaque du côlon excessivement distendu par des gaz d'une odeur très-prononcée ; il s'élevait presque jusqu'à l'épigastre, était fortement congestionné et enflammé, grisâtre en certains endroits, et contenant, outre les gaz, un liquide noirâtre, sanguinolent, granuleux et une couche de sang coagulé sur la paroi. Le gros intestin et le grêle, le mésentère, étaient parsemés de tubercules sous-péritonéaux nombreux, jaunes, caséiformes. La vésicule biliaire était remplie de calculs et de pus provenant, par un trajet fistuleux, d'un ancien abcès, probablement tuberculeux, à parois dures et à contours quelque peu caséeux, situé dans le foie. La surface de ce dernier présentait, à droite du hile, une dépression en forme de fosse ; la glande elle-même était ramollie et friable ; les divisions de la capsule de Glisson très-apparentes. Reins congestionnés, ramollis. Capsules surrénales saines. Athérome à la bifurcation de l'aorte. Grande quantité de sérum dans le péricarde. Cœur très-ramolli, en voie de dégénérescence ; valvules saines.

Thorax. — Poumon droit adhérent à la base, en arrière et en haut. Tubercules en voie de ramollissement très-abondants dans les deux sommets.

Squelette. — Toute la colonne vertébrale est très-ramollie ; le scalpel coupe facilement les vertèbres. Même état des trochanters, des rotules, de la tête du tibia et des os du tarse. A l'extrémité inférieure du sacrum, apophyse épineuse, probablement celle de la dernière vertèbre sacrée, se projetant en arrière jusqu'à un quart de pouce de la peau.

Examen microscopique par le docteur S. MITCHELL. — Les parties soumises à l'examen étaient des portions des deux hémisphères cérébraux, la moitié antérieure du cervelet, les pédoncules cérébraux, le corps strié, les tubercules quadrijumaux et le pont de Varole, la moelle allongée, toute la moelle épinière et un morceau du nerf brachial gauche. Toutes étaient en bon état, ayant été enlevées deux jours après la mort, le corps étant conservé dans la glace. A l'exception de la moelle épinière et allongée, les organes ci-dessus n'offraient d'autre altération notable qu'une dégénérescence graisseuse légère mais uniforme de leurs vaisseaux sanguins. Pas de ramollissement évident. En haut de la face postérieure de la moelle allongée, à l'ouverture du quatrième ventricule, petite concrétion rugueuse de deux lignes de diamètre, irrégulièrement arrondie, située entre les deux corps restiformes et les pyramides postérieures à l'endroit où elles se divisent pour pénétrer dans les parois du ventricule. Ce corps étranger était incrusté dans les membranes et, par la pression, avait altéré la forme des cordons, surtout à gauche. Le plancher du ventricule n'offrait pas de traces de compression ni d'inflammation.

Aucune lésion dans la moelle allongée, mais les régions dorsale et cervicale de la moelle épinière étaient très-altérées. A l'état frais, cette altération représentait une série de taches grises, translucides, ou même parfaitement transparentes, irrégulières ; c'était une dégénérescence gélatineuse, de nature atrophique, puisque les taches en question étaient quelque peu déprimées, et que leur surface était assez au-dessous de celle de la moelle pour indiquer une perte de substance (1).

L'examen microscopique de ces parties, fait surtout sur les parties blanches de la moelle, montre : 1° une absence totale de tubes nerveux normaux et de cellules nerveuses ; 2° des molécules, une matière finement granuleuse et de petits globules graisseux très-abondants ; 3° pas de corpuscules granuleux ; 4° de nombreuses fibres qui étaient peut-être des tubes nerveux dégénérés (atrophie) ou des fibres de tissu connectif, comme celles qu'on trouve dans le tissu de la moelle épinière. Les vaisseaux de la moelle offraient çà et là des dépôts graisseux spécialement apparents au voisinage des parties atrophiées. Ailleurs, les vaisseaux étaient pour la plupart enveloppés d'une masse de molécules graisseuses, qu'ils traversaient, la graisse n'étant pas seulement déposée dans leurs parois, mais aussi amassée en dehors, sur leur trajet.

L'état exact de la gélatinisation grise de la moelle a été l'objet d'une étude très-attentive. A part une petite tache occupant la corne droite postérieure de la substance grise à l'origine de la première paire, et une tache analogue à gauche dans la même situation, l'altération avait respecté les cornes et les cordons postérieurs de la moelle. Les deux taches ci-dessus offraient les modifications microscopiques déjà décrites.

Les cordons latéraux étaient extrêmement altérés, les taches étant situées, d'une façon générale, entre les racines antérieures et la ligne centrale des cordons latéraux, affectant surtout, par suite, les parties les plus voisines des racines nerveuses antérieures. En trois endroits l'altération s'étendait *au delà des cordons antérieurs*. De la septième paire dorsale à la huitième, une large tache s'étendait à travers les cordons antérieurs. A l'origine de la dixième paire dorsale et de la seconde lombaire, deux taches traversaient les *cordons antérieurs* droit et gauche, et en occupaient toute la largeur. Plus bas, la moelle était saine. Les lésions les plus considésables siégeaient dans les cordons antérieurs de la moelle cervicale. A la région dorsale, les taches, encore abondantes, étaient moins communes que plus haut, et intéressaient la moitié de la surface. En de nombreux points

(1) Les figures qui accompagnent le texte donnent une idée très-exacte de la lésion.

des régions dorsale et cervicale l'atrophie occupait le point d'entrée des racines antérieures et la substance grise des cornes postérieures. Le canal central de la moelle était distinct tout du long, condition qui disparaît ordinairement à la fin de l'enfance. La partie examinée du nerf brachial ne présentait que quelques fibres atrophiées. Les symptômes suivants peuvent s'expliquer par l'état du système nerveux : 1° L'intégrité des phénomènes intellectuels et moraux : 2° la perte absolue du mouvement volontaire au-dessous du cou ; 3° l'intégrité presque complète de la sensibilité du tact ; 4° la régularité de la respiration, les mouvements réflexes étant conservés et prenant la forme spasmodique à la suite de l'irritation de quelques régions de la peau. On aurait cru très-invraisemblable la conservation de l'intelligence, avec une altération si générale des vaisseaux du cerveau. Cependant, il en était ainsi, et il est intéressant de noter qu'il n'y avait certainement pas de ramollissement morbide. La perte des mouvements volontaires s'explique facilement par la grandeur de l'altération des cornes et des cordons antérieurs et par l'altération générale de la partie antérieure des cordons latéraux, immédiatement sur le trajet des racines nerveuses antérieures. Le toucher était intact, parce que les cornes et les cordons postérieurs n'étaient lésés qu'en un seul point et même en cet endroit la lésion n'avait que trois lignes d'étendue à gauche, et que l'atrophie n'était pas complète à droite, de sorte que ces altérations étaient insuffisantes pour modifier notablement la sensibilité générale.

« Les phénomènes rapportés précédemment, dit le docteur J.-C. Morris, peuvent être classés sous trois chefs : 1° les altérations des centres nerveux ; 2° les altérations dans la nutrition des divers autres organes ; 3° la cause immédiate de la mort.

« 1. L'encéphale, d'une manière générale, était à peu près normal. Rappelons cependant la présence d'une quantité excessive de sérosité, l'accumulation de granulations graisseuses autour des petits vaisseaux sanguins, la concrétion du quatrième ventricule, l'absence du ventricule moyen et la légère diminution de consistance due probablement à l'abaissement de toutes les fonctions nutritives. En raison de l'intégrité de l'intelligence persistant pendant toute la durée d'une maladie de 24 ans et jusqu'aux derniers moments de la vie, malgré l'existence probable d'une grande quantité de liquide dans

les ventricules et dans la cavité de l'arachnoïde, on est
autorisé à songer aux cas décrits par M. Hilton, dans son
travail intitulé : *On Disease and Mechanical Rest* et inséré
dans *The Lancet*. Le manque probable d'une communi-
cation quelconque entre les ventricules latéraux et le
quatrième ventricule serait une raison capable d'expliquer pourquoi on ne remarquait aucune différence dans
l'ensemble des phénomènes paralytiques sous l'influence
soit de la station verticale, soit du décubitus hori-
zontal. La constatation, par le docteur Price, du défaut de sucre dans les urines est intéressante à cause du
lieu occupé, dans le quatrième ventricule, par la masse
calcaire.

« En ce qui concerne la *moelle épinière*, rien de plus
frappant que la confirmation, apportée par ce fait, des
opinions de Brown-Seqüard, relatives au mode de trans-
mission du pouvoir moteur volontaire à travers les cordons antérieurs et antéro-latéraux. Si nous supposons
que l'effort longtemps prolongé de ses pouvoirs physiques
(*his physical powers*) a détruit ou atrophié une partie des
cellules motrices de la corne antérieure, lésion suivie
d'une dégénération atrophique, régressive, gélatiniforme
des tubes nerveux partant de ces cellules, et que ce processus était entretenu parce que les cellules restanjes
étaient forcées d'exagérer leur action pour maintenir les
fonctions de la vie, nous sommes obligé de reconnaître
que nulle autre hypothèse n'aboutirait à un résultat
ressemblant plus étroitement à ce que nous avons vu
dans ce cas, que les notions physiologiques rappelées
tout à l'heure. L'une des particularités les plus remarquables, ici encore, c'est l'absence de ramollissement
blanc ou rouge.

« 2. La nutrition dans les os, les muscles, les viscères
était évidemment affaiblie ; toutefois, il n'y avait pas de
dépérissement. Mais le ramollissement des os, leur aspect
congestionné, la dégénérescence graisseuse du cœur,
du foie et des reins (en apparence récente, ou, au moins,
peu avancée), et les tubercules disséminés à la face
sous-péritonéale des intestins et dans les poumons, tout
tend à démontrer une perversion considérable de la nutrition, — une diminution de la force vitale. A ce point
de vue, remarquons que le docteur Pennock s'était ré-
duit, pendant plusieurs années, à une nourriture presque
exclusivement végétale, sous prétexte que, ne faisant
pas d'exercice, il devait écarter toute alimentation ani-
male. Nulle prédisposition aux tubercules dans sa famille

dont plusieurs des membres ont souffert de la goutte ;
une tante, plusieurs années consécutives, aurait eu une
maladie simulant une affection paralytique, et un autre
parent avait un arrêt de développement d'une jambe,
— sans doute d'origine nerveuse.

« 3. On ne peut hésiter un instant à admettre que la
mort n'ait été occasionnée par l'état inflammatoire,
intense, semi-gangréneux de la portion inférieure de
l'intestin. L'organisme, par suite de l'affaiblissement ancien, étant incapable de supporter le processus inflammatoire, succomba promptement à une cause habituellement légère, telle que l'épidémie régnant alors, la
grippe. »

Considérations et réflexions. — L'histoire pathologique du docteur Pennock, rapportée plus
haut à peu près textuellement, nous permet de revenir aujourd'hui sur *la sclérose en plaques disséminées*. Deux raisons, nous le répétons, justifient
notre insistance à cet égard. En premier lieu, parce
que le cas du docteur Pennock est un exemple
remarquable de cette affection dont MM. Morris,
S. Weir Mitchell, etc., n'ont pu saisir la vraie signification ; ensuite, parce que les détails dans lesquels nous sommes entrés précédemment, formant
un résumé critique des publications antérieures,
ne paraissent pas avoir donné à tous, même à nos
confrères de la presse médicale, un aperçu exact
du sujet.

Chacun connaît la signification générale du mot
sclérose ; chacun sait aussi que la sclérose des centres nerveux est caractérisée principalement par
l'atrophie, la destruction des éléments nerveux et
la prolifération du tissu conjonctif, la névroglie se
substituant aux éléments nerveux, — cellules et
tubes nerveux.

Quant aux *formes* diverses que revêt la sclérose
dans le système nerveux cérébro-spinal, elles sont
au nombre de deux principales. La sclérose est dis-
posée tantôt en rubans (*sclérose rubanée*, Ch. Bou-

chard), tantôt en plaques, en îlots (*sclérose en plaques dissémirées*, Charcot).

La *sclérose rubanée* est primitive ou secondaire. Dans le premier cas, l'altération est presque, sinon toujours symétrique. Sont-ce les cordons postérieurs de la moelle qui sont frappés ? Les symptômes correspondants sont ceux qui, par leur ensemble, constituent l'*ataxie locomotrice*. La lésion, au contraire, intéresse-t-elle les cordons latéraux ? Alors on a sous les yeux une maladie, encore peu connue, étudiée par M. Charcot : 1° dans un mémoire particulier (1) ; 2° dans ses leçons cliniques de cette année.

Dans le second cas, c'est-à-dire quand la sclérose est secondaire, l'altération n'a pas un aspect aussi régulier et, la plupart du temps, elle envahit, dans une étendue plus ou moins considérable, un seul des cordons de la moelle. Elle est consécutive à des lésions du cerveau (ramollissement, hémorrhagie, etc.). Insister sur les caractères anatomiques, sur les phénomènes cliniques de ces *dégénérations scléreuses secondaires*, nous éloignerait de notre but. Aussi, engageons-nous ceux qui désirent avoir une idée complète de cette question à se reporter au mémoire de M. Bouchard, ou à l'analyse faite naguère par nous dans le *Mouvement médical* (1866, 2 et 23 décembre; 1867, janvier et février).

Entre ces deux variétés de sclérose rubanée, il existe, sous le rapport anatomo-pathologique, des dissemblances. La plus importante est la suivante : tandis que la sclérose rubanée *primitive* est communément limitée à la moelle, la sclérose rubanée *secondaire* porte sur diverses parties de l'encéphale. Ainsi, à la suite d'un ramollissement ou d'une hémorrhagie affectant les couches optiques,

(1) *Sclérose des cordons latéraux de la moelle épinière chez une femme hystérique atteinte de contracture permanente des quatre membres*, 1865.

le corps strié, on remarque la dégénération grise
du pédoncule cérébral, de la pyramide correspon-
dante, et la moitié de la protubérance située du
côté de la lésion est aussi modifiée dans son apparence et sa structure.

La *sclérose en plaques disséminées*, à laquelle
nous arrivons maintenant, est caractérisée anatomiquement par des plaques circonscrites, ou mieux
des îlots, plus ou moins larges et profonds, répan-
dus sans ordre sur les différents cordons de la
moelle ou sur diverses régions de l'encéphale (1).
De là, deux variétés, selon que la maladie est limitée au cordon nerveux rachidien, ou généralisée à
la moelle et à l'isthme, au cervelet et au cerveau.
La première variété (*v. spinale*, Charcot) est la plus
commune. Elle-même, à son tour, comporte peut-
être des subdivisions. En effet, jusqu'ici, dans la
majorité des circonstances, on a trouvé des plaques
grises sur tous les faisceaux de la moelle (2) ; mais
il est possible d'admettre que la sclérose en plaques peut se limiter à un ou deux des cordons de
la moelle, et suivant que les cordons postérieurs ou
antérieurs seraient pris, on serait en droit de scin-
der cette sous-variété (3) en deux autres caté-
gories (4).

La deuxième variété de *sclérose en plaques disséminées* est celle dans laquelle l'encéphale est par-
semé d'îlots scléreux, — c'est la forme *cérébrale*
ou *céphalique* (Charcot). Quelquefois les deux
formes restent indépendantes jusqu'à la mort du

(1) Voir pour la description des lésions, *Mouvement médical*, 1868, n° 17, p. 196.

(2) On pourrait dénommer cette sous-variété : *Sclérose spinale en plaques généralisées.*

(3) *Sclérose spinale en plaques localisées.*

(4) *a. S. sp. en plcques localisées aux cordons postérieurs ;
— b. Sc. sp. en plaques localisées aux cordons antérieurs* ou
antéro-latéraux. Le cas du docteur Pennock appartient, ainsi
qu'on le verra plus loin, à cette dernière subdivision.

sujet; d'autres fois, elles se surajoutent l'une à l'autre, — forme *cérébro-spinale* (1).

Quelques détails symptomatologiques sur chacune de ces variétés démontreront, en la complétant, la réalité de cette classification empruntée à M. Charcot pour les deux divisions primordiales,—cérébrale, spinale.

Description générale. — La *sclérose en plaques disséminées* s'annonce 1° *brusquement* par une attaque apoplectique, avec ou sans perte de connaissance, des étourdissements survenant du jour au lendemain ; 2° *lentement* par des engourdissements dans un ou plusieurs membres, engourdissements accompagnés d'une sensation de pesanteur, d'une faiblesse plus ou moins prononcées. M. Charcot partage l'évolution de la maladie en trois périodes. Dans la première, on note de la parésie de l'un des membres inférieurs ou des deux. Cette parésie s'accroît peu à peu, et, au bout d'un temps variable, la marche devient de plus en plus pénible, les malades sont forcés de s'appuyer contre les murs, d'avoir recours à un aide, etc. Deux causes expliquent ce phénomène : d'une part, la faiblesse des jambes; de l'autre, un état vertigineux inaccoutumé, car les symptômes précédents se compliquent de troubles dépendant soit de l'encéphale, soit des nerfs crâniens (affaiblissement de la vue, diplopie, inégalité des pupilles, nystagmus, diminution de l'odorat, etc.).

Puis survient le *tremblement*. Se manifestant

(1) Nous devrions tracer ici l'*historique* de la question ; mais comme nous ne pourrions que répéter ce que nous avons dit il y a quelque temps (*Mouvement médical*, n° 13, p. 149), nous ne croyons pas à propos de revenir sur ce point. Rappelons, toutefois, les *Leçons cliniques* faites cette année à la Salpêtrière par notre maître M. Charcot, leçons auxquelles, ainsi que cela se voit, nous empruntons largement, et la description faite par M. Vulpian, dans son cours à l'École de médecine.

exclusivement dans les mouvements (1), il envahit la tête, la langue, les membres. La tête, immobile lorsque la malade est couchée ou assise, est prise de secousses convulsives sitôt que les muscles du cou exécutent un mouvement, ou encore sous l'influence d'une émotion, etc. L'embarras de la parole indique que les muscles de la langue sont envahis à leur tour. L'impossibilité d'écrire, de boire, de manger, de marcher, annoncent l'apparition du tremblement dans les membres supérieurs et inférieurs, tremblement, redisons-le, qui ne se montre pas au repos (2).

La *seconde période* est signalée par une exacerbation des symptômes précédents et par une tendance des membres inférieurs à la rigidité, à la contracture. Primitivement, on observe des accès de rigidité spasmodique, et, plus tard, une contracture permanente. Enfin, la sensibilité subit des modifications plus ou moins variées : fourmillements, engourdissements, etc. ; l'anesthésie, l'analgésie sont rares, exceptionnelles ; en revanche, l'excitabilité réflexe est exagérée ainsi que le prouvent : 1° les accès de rigidité spasmodique ; 2° des spasmes tétaniques (*épilepsie spinale*), spontanés ou provoqués (3).

(1) Dans la *sclérose en plaques disséminées*, le *tremblement* apparaît donc après d'autres symptômes ; il n'en est pas de même dans la *paralysie agitante*, où il constitue le phénomène initial.

(2) Le mode de production du tremblement diffère donc et dans la *sclérose en plaques disséminées* et dans la *paralysie agitante* : *temporaire* dans la première maladie, *permanent* dans la seconde ou, du moins, ne cessant que durant le sommeil.

(3) L'*épilepsie spinale* se présente sous deux formes : 1° elle est *clonique*, composée de mouvements alternatifs de flexion et d'extension, d'adduction et d'abduction (M. Dubois, dans sa thèse intitulée : *Étude sur quelques points de l'ataxie locomotrice*, a rapporté plusieurs exemples de cette espèce d'épilepsie spinale) ; — 2° elle est *tonique*, c'est-à-dire qu'elle se compose de petites secousses convulsives, tétaniformes, avec

Dans la *troisième période*, la faiblesse est encore plus considérable, et s'accentue davantage dans les membres supérieurs qui deviennent contracturés : la parole est de plus en plus difficile, l'intelligence s'altère, la mémoire est mauvaise; les sphincters se paralysent; la nutrition, tout à fait défectueuse, amène une atrophie, ou mieux un amaigrissement général, et des complications, — eschares, pneumonie caséeuse, épanchement séreux ou purulent, — viennent clore la scène morbide.

Forme cérébrale ou *céphalique*. — Elle est caractérisée par l'existence : 1° de symptômes dénotant des lésions de l'encéphale ou de divers nerfs crâniens (vertiges, céphalalgie, phénomènes apoplectiques, — nystagmus, diplopie, affaiblissement de la vue, — tremblement de la langue, embarras de la parole); — 2° d'un *tremblement* plus ou moins accusé. « Dans cette forme, dit M. Charcot, il (le tremblement) ne fait jamais défaut, et tantôt il est borné aux membres, tantôt, et le plus souvent, il envahit en même temps la tête. » Ce tremblement, et c'est là une particularité qui le distingue profondément, nous le répétons, de celui que l'on voit dans la *paralysie agitante*, se manifeste exclusivement dans les mouvements intentionnels (préhension, marche), et jamais à l'état de repos, à moins, toutefois, que le malade ne soit en proie à une émotion. Au point de vue séméiologique, nous dirons que le tremblement de la sclérose en plaques affecte quelques analogies avec les mouvements choréiformes. Néanmoins, jusqu'à ces derniers temps, c'est-à-dire avant les publications de M. Charcot, c'était surtout cette forme de sclérose.

rigidité plus marquée des membres. Découvrir la malade suffit, parfois, pour la produire; dans d'autres cas, elle éclate sitôt que l'on serre assez énergiquement la jambe, que l'on fléchit le pied sur la jambe, etc. Cette deuxième forme s'observe, seule, dans la *sclérose en plaques disséminées*; il importe de ne pas la confondre avec le *tremblement*.

en plaques disséminées qui était confondue avec
la paralysie agitante.

« Il ne faudrait pas croire, dit M. Charcot, que
« dans la forme céphalique les phénomènes spi-
« naux, et j'entends désigner par là surtout les
« symptômes de paralysie et de contracture, fassent
« habituellement défaut. Loin de là, ils se montrent
« toujours à un degré plus ou moins prononcé à
« une certaine époque de la maladie. Mais celle-ci,
« en raison de la coexistence ou de la préexistence
« des phénomènes céphaliques et du tremblement,
« acquiert une physionomie toute particulière et
« qui semble l'éloigner notablement de la deuxième
« forme. »

Forme spinale. — Elle commence par un affaiblissement de l'un des membres inférieurs ou des
deux, suivi, au bout d'un temps variable, de paralysie complète, puis de contracture, accidents qui
constituent à peu près toute la maladie.

« Parfois cependant, enseigne M. Charcot, le
« tremblement s'accuse. Mais, étant passager,
« transitoire, il passe souvent inaperçu. Quant aux
« phénomènes céphaliques, et en particulier aux
« symptômes oculaires, ils sont toujours moins
« accusés que dans la forme précédente, ou même,
« si je m'en rapporte aux faits recueillis, à la vé-
« rité, à une époque où la maladie était encore peu
« connue, ils peuvent manquer totalement. Or, en
« sera-t-il de même lorsque l'attention étant éveil-
« lée sur ce point, on scrutera, avec plus de soin,
« les antécédents des malades ? Nous verrons si les
« faits viendront confirmer ou infirmer cette res-
« triction. »

Ici trouve naturellement sa place l'exposé concis
de l'histoire pathologique, ou, si l'on veut, du *Cas
du docteur Pennock.* Citons-en donc les traits principaux.

En 1842, après des fatigues de toute sorte, le médecin américain éprouve un sentiment de pesan-

teur, des engourdissements dans la *jambe gauche*, accidents que vient bientôt compliquer une sensation de constriction autour de la jambe (1). Ces phénomènes s'accroissent graduellement, et bientôt envahissent le membre inférieur droit, indemne jusque-là. Dix ans après l'éclosion de la maladie, la marche était impossible et, simultanément, les forces déclinaient. Le *bras gauche*, puis le *droit*, sont pris (1857), et le docteur Pennock, impuissant à marcher, incapable de s'aider de ses mains pour manger, conserve encore l'intégrité de son intelligence ; son esprit actif s'intéresse toujours à tout ce qui se rapporte à une profession qu'il aimait tant, et, oubliant ses souffrances, il songe à celles de son pays, dénotant par là que les soucis de sa santé personnelle ne lui faisaient pas oublier les dangers de la république américaine.

La sensibilité, à part quelques altérations légères, demeurait intacte. A ce cortége de symptômes vint s'ajouter une rétention d'urine, laquelle, pendant un certain temps, nécessita le cathétérisme (1862). Rappelons enfin que les mouvements réflexes étaient conservés et prenaient la « forme spasmodique à la suite de l'irritation de diverses régions de la peau. » Était-ce de l'épilepsie spinale ou simplement la contracture que l'on observe dans la plupart des cas où la paraplégie résulte d'une irritation des cordons antéro-latéraux ? L'exposition succincte de ces phénomènes ne permet pas de trancher la question.

(1) Cette sensation de constriction douloureuse, qui constitue l'une des espèces de douleurs que l'on observe dans *l'ataxie locomotrice*, ou mieux la *sclérose des cordons postérieurs*, mérite d'être consignée avec soin en raison du siége des lésions, lesquelles n'intéressaient nullement les cordons postérieurs. Habituellement, lorsqu'on voit ce symptôme, en même temps on rencontre des plaques scléreuses dans les cordons postérieurs de la moelle, et ces lésions expliquent l'apparition de la douleur.

Si nous comparons ce tableau, incomplet il est vrai, à la description que nous avons donnée d'après M. Charcot, nous y voyons les symptômes capitaux de la forme spinale de la sclérose en plaques. Le tremblement n'est pas noté, mais nous devons rappeler qu'il existe surtout dans la forme céphalique et manque ou n'est que léger dans la forme spinale.

Les lésions trouvées à l'autopsie confirment cette assimilation. Nous avons : 1° les lésions de premier ordre ; 2° les lésions secondaires. Celles-là siégent dans la moelle dont elles occupent surtout les régions cervicale et dorsale. « A l'état frais, dit « M. S. Weir Mitchell, cette altération représentait « une série de *taches grises, translucides*, ou même « parfaitement transparentes, *irrégulières* ; c'était « une dégénération gélatineuse, de nature atro- « phique, puisque les taches en question *étaient* « *quelque peu déprimées* et *que leur surface* était « assez au-dessous de celle de la moelle, pour in- « diquer une perte de substance. »

Enfin, l'examen histologique aboutit à des résultats presque identiques à ceux que M. Charcot a consignés dans ses leçons. M. S. Weir Mitchell a constaté : « 1° une absence totale de tubes nerveux « normaux...; 2° des granulations finement molé- « culaires et de petits globules graisseux très-abon- « dants ; 3° pas de corpuscules granuleux ; 4° de « nombreuses fibres qui étaient peut-être des tubes « nerveux dégénérés, atrophiés (cylindres d'axe « dénudés) ou des *fibres de tissu connectif;* 5° les « vaisseaux de la moelle offraient çà et là des dé- « pôts graisseux spécialement apparents au voisi- « nage des parties atrophiées. Ailleurs, les vais- « seaux étaient pour la plupart enveloppés d'une « masse de molécules graisseuses qu'ils traver- « saient, la graisse n'étant pas seulement déposée « dans leurs parois, mais aussi amassée au dehors, « sur leur trajet. »

Si nous mettons en regard de ces lésions celles qui, d'après MM. Charcot, Vulpian, Ordenstein,

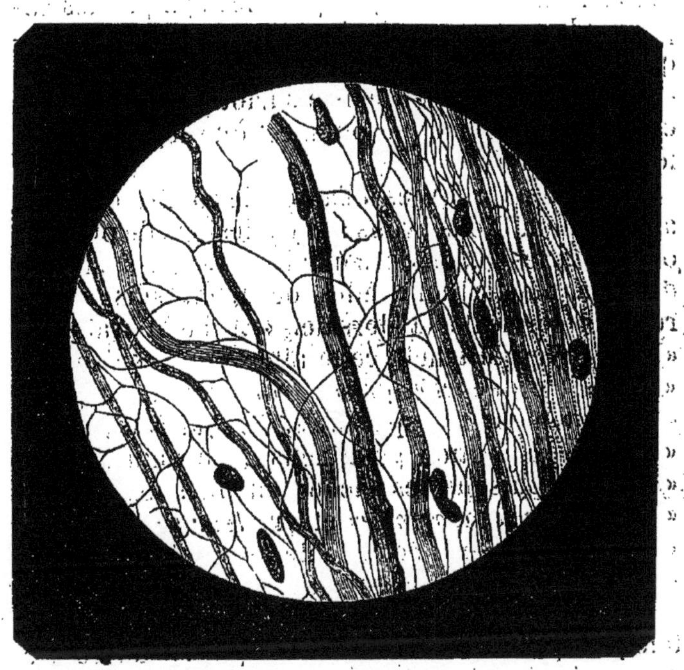

Fig. 1. — Elle représente une préparation fraîche provenant du centre d'une plaque scléreuse, colorée par le carmin et traitée par dilacération. Au centre, vaisseau capillaire portant plusieurs noyaux. A droite et à gauche, cylindres d'axe, les uns volumineux, les autres d'un très-petit diamètre, tous dépouillés de leur myéline. Le vaisseau capillaire et les cylindres d'axe étaient fortement colorés par le carmin. Les cylindres d'axe ont des bords parfaitement lisses, ne présentent aucune ramification. Dans l'intervalle des cylindres d'axe, nombreuses fibrilles, à peu près parallèles les unes aux autres dans la partie droite de la préparation, formant, à gauche et au centre, une sorte de réseau résultant de l'enchevêtrement des fibrilles et de l'anostomose des minces fibrilles récentes. Celles-ci se distinguent des cylindres d'axe : 1° par leur diamètre, qui est beaucoup moindre ; 2° par les ramifications qu'elles présentent dans leur trajet ; 3° parce qu'elles ne se colorent pas par le carmin. — Çà et là, noyaux disséminés, quelques-uns paraissant en connexion avec les fibrilles conjonctives ; d'autres ayant pris une forme irrégulière, due à l'action de la solution ammoniacale de carmin.

existent dans la sclérose en plaques disséminées,
nous verrons qu'elles se ressemblent par tous les

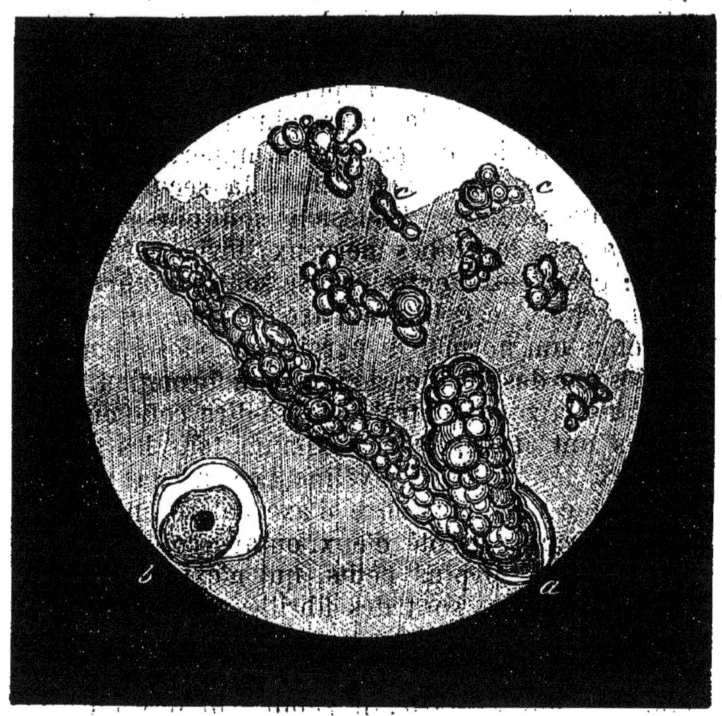

Fig. 2. — (Plaque de sclérose à l'état frais). *a* Gaîne lymphatique d'un vaisseau distendu par des gouttelettes graisseuses volumineuses. — *b* Vaisseau coupé transversalement. La tunique adventice est séparée de la gaîne lymphatique par un espace vide, les gouttelettes graisseuses qui distendaient la gaîne ayant disparu. — *c, c* Gouttelettes graisseuses, groupées en petits amas disséminés çà et là dans la préparation. (Ces deux figures ont été faites, d'après nature, par M. Charcot.)

points essentiels. Sur une plaque de sclérose, on
peut distinguer trois zones, dit M. Charcot. Dans
la première (zone périphérique) : 1° les noyaux colorés par le carmin sont plus nombreux et plus
gros qu'à l'état normal ; on voit 2° des granulations

graisseuses disséminées ou réunies déjà sous forme
de corps granuleux; 3° la gaîne lymphatique des
vaisseaux renferme des granulations ou des gouttelettes graisseuses; 4° les tubes nerveux ont dimi-
nué de volume, mais leur cylindre d'axe est encore
entouré par la myéline; hypertrophie du tissu conjonctif dont les cellules, plus volumineuses, offrent
une segmentation de leur noyau, hypertrophie des
fibres de tissu conjonctif. Dans la seconde zone
(zone intermédiaire), les lésions sont plus prononc-
cées; ainsi, les tubes nerveux deviennent plus
rares; beaucoup d'entre eux se sont dépouillés de
leur myéline, le cylindre d'axe est à nu, les fibres
du réticulum normal disparaissent ou sont rem-
placées par des fibrilles de nouvelle formation. Enfin, dans la zone centrale, c'est-à-dire celle où les
lésions ont atteint leur maximum, tous les tubes
nerveux, dépouillés de myéline, ne sont plus repré-
sentés que par le cylindre d'axe coloré en rouge
par le carmin; à côté d'eux, on aperçoit des fila-
ments beaucoup plus petits, qui n'existent pas à
l'état normal, ce sont des fibrilles de tissu conjonctif de récente formation (fig. 1). Quant aux vaisseaux, à ce degré, ils ne présentent plus de graisse;
celle-ci ayant disparu, il semble qu'il y ait un
espace vide entre la paroi propre des vaisseaux et
leur gaîne (fig. 2).

Cette comparaison fournit une nouvelle preuve
à l'appui de notre opinion, à savoir que le docteur
Pennock était atteint de la forme spinale de sclérose en plaques disséminées. Et, de plus, la locali-
sation des plaques de sclérose aux cordons latéraux et antérieurs (1) ne justifie-t-elle pas la subdivision que nous avons établie : — *sclérose spinale en
plaques disséminées, localisées aux cordons antéro-
latéraux;* — *sclérose spinale en plaques dissémi-*

______

(1) Nulle mention n'est faite, dans l'observation, de l'état
des muscles.

nées, localisées aux cordons postérieurs. Le cas du docteur Pennock appartient à la première sous-variété.

Les *complications* qui ont enlevé le docteur Pennock, — lésions tuberculeuses des poumons, abcès tuberculeux du foie (?), entérite, en un mot, tuberculisation pulmonaire, — sont celles qui, habituellement, emportent les malades atteints de sclérose. M. Charcot a insisté sur ce point, et les quatre malades affectées de sclérose en plaques, qui ont succombé, cette année, dans son service à la Salpêtrière, ont offert ou des tubercules, ou une pneumonie caséeuse (1).

Ces complications ultimes sont probablement dues à des lésions de la nutrition, consécutives à l'altération de la moelle. C'est encore à cet ordre de phénomènes que nous rattacherons les lésions osseuses (diminution de consistance des vertèbres, des trochanters, des rotules, de la tête du tibia et des os du tarse) (2).

De ces considérations, nous concluons *que la maladie du docteur Pennock* est bien celle que M. Charcot a décrite anatomiquement et symptomatiquement sous le nom de SCLÉROSE EN PLAQUES DISSÉMINÉES.

(1) Dans le récit des derniers accidents auxquels, en somme, a succombé le docteur Pennock, nous voyons indiqués quelques phénomènes qui se rapportent à la fièvre typhoïde. Mais les symptômes thoraciques, en raison de leurs caractères et de leur prédominance, ont vite fait disparaître le doute.

(2) Consulter à ce sujet : Charcot, *Archives de physiologie,* n° 1, page 172; — P. Dubois, *Étude sur quelques points de l'ataxie locomotrice progressive,* page 51. Paris, 1868.

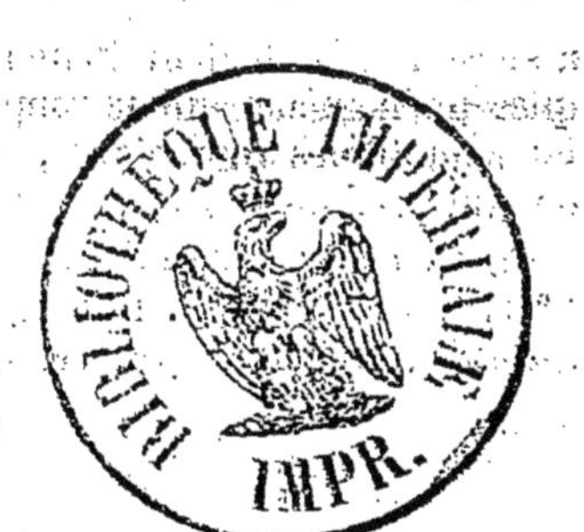

LE
MOUVEMENT MÉDICAL

ANNALES

DE L'HYDROTHÉRAPIE SCIENTIFIQUE

Paraissant tous les Dimanches

SIXIÈME ANNÉE

RÉDACTEUR EN CHEF: | ADMINISTRATEUR:
N. PASCAL | **V. GOUPY**

RÉDACTEURS PRINCIPAUX:

L. FLEURY | BOUTEILLIER
BOURNEVILLE | TEINTURIER

On s'abonne à Paris, rue Garancière, 5 : Un an, **6** francs. Le *Mouvement médical* forme tous les ans un volume de plus de 600 pages à deux colonnes.

L. FLEURY. — **Clinique hydrothérapique de Plessis-Lalande.** 1.er fascicule. In-8 de 150 pages.

PASCAL (N.) — **Du Guaco et de ses effets prophylactiques et curatifs des maladies vénériennes. — Du Guaco dans le traitement du choléra. — Influence de l'Alcoolé de Guaco dans le pansement des plaies et ulcères de mauvaise nature.** Brochure in-8 de 100 pages environ.

BOURNEVILLE. — **De l'emploi de la fève de Calabar dans le traitement du tétanos.** Mém. in-8.

BOUTEILLIER (G.). — **Des oreillons et de leur métastase chez la femme.** Mém. in-4.

IMP. VICTOR GOUPY, RUE GARANCIÈRE, 5.

9 782019 629540